COMO CURAR DEFINITIVAMENTE A INSÓNIA CRÓNICA

DEIXAR DE ESTAR ACORDADO ÀS 3 DA MANHÃ, ELIMINAR A VIGÍLIA NOCTURNA, A ANSIEDADE E OS NERVOS COM TRATAMENTOS NATURAIS

Jorge O. Chiesa

Tabela de Conteúdos

Introdução A Ciência por detrás da Insónia

Alguma vez sofreu de insónia? Em outras palavras, você enfrenta a dificuldade de adormecer e ficar dormindo à noite? Então, o que causa isso?

A insónia é muitas vezes causada por múltiplas razões, tais como não ter descanso suficiente, fome, trauma psicológico, etc. Não importa a razão, milhões de seres humanos sofrem do diabo chamado insônia. Impede que você descanse o suficiente, esgotando sua energia e destruindo sua produtividade no dia seguinte. Sem mencionar o efeito prejudicial sobre a sua própria saúde física e mental.

O que é a insónia?

Insônia por definição é a dificuldade de adormecer e permanecer adormecido. Refere-se aos tipos de inquietação que uma pessoa sofre em diferentes pontos do seu ciclo de sono. Um simples

A indicação para diagnosticar o insomnia é quando uma pessoa não é satisfeita com a quantidade de sono que têm dormido.

Aqueles com insónias:

Sentirão falta de energia, fadiga em diferentes momentos do dia, dificuldade em concentrar-se nas tarefas, experimentar terríveis mudanças de humor e ter um baixo nível de desempenho no local de trabalho. Os Insomniacs podem ter qualquer uma destas condições

Sintomas depois de ficar acordado toda a noite:

Um corpo humano requer repouso para rejuvenescer a mente e o corpo. A falta de descanso em qualquer um deles causará fadiga e várias doenças mentais. Embora estejam terrivelmente exaustos até ao âmago, ainda não conseguem adormecer ou não adormecem devido a diferentes causas.

Os dois tipos de insônia

1. *Insônia Aguda*

Há dois tipos principais de insônia. O primeiro tipo é o tipo de insônia quando você só tem um par de noites agitadas. Muitas vezes, você pode adormecer e ficar adormecido facilmente. Para muitos, insôniacs podem não pensar que estão sofrendo com isso, mas o fato é que eles podem estar tendo insônia aguda.

Então, o que é insónia aguda? Este tipo de insônia vem dos níveis básicos de estresse que os insôniacs estão experimentando naquele momento. Enfrentarão um curto período de tempo em que não poderão adormecer devido às circunstâncias de vida que enfrentam nesse momento. Este tipo de insónia não dura muito tempo. Em vez disso, só ocorre devido a determinados fatores ou eventos durante um período de tempo específico.

Por exemplo, a insônia aguda pode ocorrer após insôniacs enfrentar a raiva de seu chefe, obter uma nota pobre em um exame, são rejeitados por se apaixonar, ou simplesmente porque eles estão tendo um "dia ruim". Estas situações podem fazer com que uma pessoa tenha uma ou duas noites quando simplesmente não consegue dormir. Muitos povos podem ter experimentado este tipo de insomnia e tende a resolver-se.

2. *Insônia Crônica*

O segundo tipo de insônia é conhecido

como insônia crônica. O Insomnia é um tipo de insomnia prolongada que ocorra pelo menos três noites um a semana e dure por pelo menos três meses. Isso geralmente ocorre quando você se depara com uma mudança significativa em seu ambiente, física ou mentalmente. Pode ser mudar para um novo lar, perder um ente querido, estar num novo local de trabalho, enfrentar desafios na escola ou ter dificuldade em adaptar-se a um clima mais rigoroso. Talvez a razão pela qual os insônios crônicos estão tendo problemas para dormir é porque eles têm um hábito insalubre de dormir sem uma rotina de sono adequada.

É comum no mundo de hoje; a sociedade moderna arruinou o ciclo do sono com poucas horas de sono. Para piorar as coisas, a maioria deles dorme a horas estranhas. Eles não praticam o hábito de ir para a cama cedo e acordar cedo no dia seguinte.

Como resultado, a mente não sabe quando fechar e estaria habituada a ficar acordada até tarde. É por isso que a insónia se tornou um problema comum na sociedade de hoje. O que as pessoas não entendem é que o corpo não será capaz de funcionar com uma pequena quantidade de sono uma noite e espera compensar a sua falta de sono fazendo sestas mais tarde durante o dia. Embora isto possa parecer possível e útil no início, este padrão de sono não é sustentável a longo prazo.

Eventualmente, a mente e o corpo entrarão em colapso, e você experimentará exaustão total até ter descanso suficiente. A melhor solução é ter um horário fixo de sono e praticar uma rotina de sono saudável. Caso contrário, tem de consultar o seu médico para obter medicamentos. Será relacionado tipicamente a um outro problema médico ou psiquiátrico, que significa que a razão que você pode ter o insomnia crônico é devido ao stress. O que parece ser uma situação típica vai parecer estressante se você tiver insônia crônica. Uma mente e um corpo inquietos serão incomodados por qualquer estímulo do ambiente imediato.

As causas da insónia

Independente dos tipos de insônia, as causas são as seguintes

a mesma coisa. A diferença está na intensidade das emoções que uma pessoa experimenta durante um determinado tempo.

Além disso, as condições médicas subjacentes também podem causar insônia. Felizmente, a insónia é tratável na maioria dos casos.

Essas condições médicas podem ser graves ou leves, induzindo insônia a ocorrer em um momento diferente na vida de uma pessoa. Esses sintomas incluem alergias nasais, alergias sinusais, dor lombar, dor crônica geral, problemas gastrointestinais, artrite, asma e outros problemas neurológicos.

O estresse no corpo do paciente fará com que a mente permaneça acordada por um longo período de tempo. Por exemplo, quem pegar um resfriado vai descobrir que fica acordado a maior parte da noite ou que acorda com freqüência. Ambos os fatores podem resultar em uma pessoa com uma grave falta de sono e descanso. Eles podem tentar relaxar enquanto estão constipados, mas a insónia prevalecerá.

A dor física pode também causar o insomnia porque o corpo não pode se pôr em uma posição confortável para descansar. Você experimentou sempre noites sleepless porque você não pode se pôr em uma posição confortável? Esta situação é típica quando você sente qualquer dor em seu corpo. A melhor maneira de adormecer e ficar a dormir rapidamente é colocar o seu corpo numa posição confortável na cama. Também ajudará na cura e assegurará um sono mais produtivo. Caso contrário, você vai encontrar-se em uma batalha constante para adormecer e até mesmo optar por medicamentos desnecessários se você não pode adotar sua melhor postura de dormir.

Com todas estas diferentes causas em mente, podemos agora avançar para a cura. Mas é igualmente importante estudar todos os fatores que

Causa insónia. Mas sabia que também existem factores de risco para a insónia? Se você achar que alguns desses riscos se aplicam a você, então você simplesmente tem uma chance maior de ter insônia em algum ponto de sua vida. Caso contrário, preste atenção à sua saúde e hábitos de sono para se certificar de que você está livre de insônia para o resto de sua vida.

Fatores de risco para insônia

Os fatores de risco para a insônia incluem ser uma mulher, estar grávida ou no período da menopausa, adultos com mais de quarenta anos, sofrendo de mais estresse, sofrendo de depressão, tendo um emprego noturno, viajando longas distâncias onde há uma mudança de tempo, ou ter uma história familiar de insônia. Todos estes factores aproximam uma pessoa da insónia. Mas você percebe que a maioria desses fatores de risco são o resultado de suas escolhas? Na maioria dos casos, as pessoas pensam que têm pouca ou nenhuma escolha na vida, o que não é verdade.

Eles podem optar por tirar férias mais longas quando se deslocam por fusos horários diferentes, mas não o fizeram. Eles podem procurar um emprego de dia, mas decidiram passar pelos momentos difíceis de ter um emprego noturno e se adaptar a um estilo de vida completamente diferente.

É difícil lidar com os fatores de risco de insônia, mas finalmente tudo depende de suas escolhas. Às vezes, você pode passar um mau bocado na vida. Podem ser problemas de casal, família ou trabalho. Não só isso, você pode estar sofrendo de problemas financeiros ou pessoais onde você está tendo problemas para equilibrar sua vida profissional e pessoal. Tudo isso o afetará e o manterá acordado à noite até que a maior parte do estresse ou depressão desapareça. Em alguns casos, pode demorar mais tempo. Em outros casos, as pessoas podem encontrar soluções e superar tempos difíceis com bastante rapidez. De qualquer forma, ter a mentalidade certa é a cura para a insónia induzida pela emoção.

Porque o insomnia tem muitas causas diferentes e fatores de risco, há muitas coisas diferentes que você pode fazer para mantê-lo de ter mais noites e restlessness sleepless. Na maioria das vezes, é fácil descobrir quais são as causas, mas o verdadeiro desafio é como superar isso e ter uma boa noite de sono. A vida pode ser difícil, e às vezes pode atingir uma pessoa a ponto de não ter certeza se ela pode se levantar novamente.

O primeiro passo para superar a insónia é não ter medo. Não tenha medo de qualquer resultado que possa ou não acontecer. O medo produz mais stress na tua vida do que te serve. Na verdade, ele só pode intensificar a sua insónia. A prevenção é sempre melhor do que a cura. Lembre-se sempre de ficar calmo e seguir dicas de saúde para evitar insônia.

A mente de uma pessoa com insônia

Pesquisadores ao redor do mundo estão juntando suas mentes para descobrir como funciona o cérebro de um insôniac. Eles continuam a olhar para as características de todas as ondas cerebrais e como os pensamentos interagem durante o dia e a noite.

➢ *Como funciona a mente*

Durante cada hora do dia, a mente é capaz de se adaptar a qualquer nova situação. Se você está tentando conseguir comida, tomar uma bebida, sair do carro, entrar por uma porta ou apenas descansar um pouco, a mente tentará constantemente encontrar novas maneiras de sobreviver e prosperar. Vocês continuarão através do ciclo de obter recursos suficientes durante o dia e terão energia suficiente para curar e descansar durante a noite.

Normalmente, pessoas com um nível saudável de ondas cerebrais com estabilidade cognitiva satisfatória durante o dia são capazes de desligar partes das ondas cerebrais.

> ***Pensamento cerebral***

Durante a noite. À medida que a noite cai mais fundo, o cérebro começa a abrandar e começa a dormir. A sua vigilância e concentração diminuem tipicamente à noite. É por isso que uma pessoa tem mais dificuldade em completar qualquer tarefa à noite.

Estudos mostram que o processo da mente mudará naturalmente ao longo do dia, e às vezes causará uma forma maior de ansiedade. É quando as ondas cerebrais se tornam erráticas e se recusam a abrandar devido a uma imensa quantidade de stress durante o dia. Portanto, a mente não será capaz de relaxar completamente à noite. Em vez disso, você passará por um período em que as ondas cerebrais se moverão excepcionalmente rápido, causando mais pensamentos e consumindo mais energia à noite. Tudo o que uma pessoa passou durante o dia será recolhido à noite. O corpo irá então passar por duas vezes mais energia e recursos para processar os pensamentos, e isso causa fadiga e falta de energia no dia seguinte.

➢ *A mente e as ondas cerebrais*

Quanto à mente e como as ondas cerebrais respondem às fases da insónia, existem três estudos diferentes para mostrar como o cérebro reage durante a noite. Foi demonstrado que as funções de aprendizagem cerebral e de processamento da memória afectam o sono de uma pessoa. Quanto mais você aprende durante o dia, mais pensamentos e memórias serão processados pelo cérebro durante a noite.

Os sonhos vêm dos pensamentos e experiências da própria vida real. Quanto mais você experimenta na vida, mais você sonha à noite. A capacidade de ter uma maior variedade de sonhos permite à mente acalmar-se e formar imagens vagas para reforçar a sua memória. Quando você cai em um sono profundo, você tende a estar no estado de sonho. Às vezes até podes ter pesadelos. Mas tudo

ferve, até os seus pensamentos
subconscientes e o tipo de experiência
que teve.

Dia vs. Noite

O que se passa no cérebro insónias? Primeiro, o seu cérebro é mais activo durante a noite e tem dificuldade em atingir um estado de calma e relaxamento. Num dos estudos sobre ondas cerebrais durante a insónia, os cientistas mostraram que os neurónios do cérebro do insone são mais activos durante a noite.

Insomniacs tendem a ter muitos pensamentos passando por suas cabeças, resultando em insônia. Eles estão experimentando um estado constante de processamento de informações ao longo do dia sem a capacidade de pará-lo. Em última análise, eles vão ter insônia e enfrentar as consequências de não ter descanso suficiente.

Especialistas dizem que a insônia não deve ser visto diretamente como um transtorno noturno. Na verdade, é mais uma condição cerebral de 24 horas que mantém o cérebro activo durante todo o dia.

O sono desempenha um papel importante no processamento e armazenamento de memórias. A falta de sono irá interferir com a sua memória a longo prazo. Terá dificuldade em concentrar-se, lembrar-se de factos e até de pormenores menores. Esta teoria foi testada com um grupo de alunos em um teste curto. Um grupo dormiu toda a noite, enquanto outro grupo não dormiu na noite anterior. Os resultados? Os estudantes que dormiam mais poderiam concentrar-se mais, e poderiam recordar suas respostas ao teste algumas horas mais tarde. O grupo de alunos que não dormiu o suficiente lutou com o teste, ficou abaixo da média e mal se lembrou das respostas que escreveu uma hora depois do teste.

Os Mitos

O objetivo desta experiência é demonstrar a importância do descanso para o foco e a memória de uma pessoa. De facto, os insómnios não podem ter o mesmo nível de concentração que aqueles que descansaram o suficiente. Surpreendentemente, algumas pessoas acreditam que podem ter a mesma atenção durante o dia. O facto de o cérebro ser tão activo à noite como durante o dia não significa que o cérebro possa funcionar no seu nível máximo.

Além da falta de concentração, pesquisas mostram que a Insônia tem mais plasticidade cerebral. No entanto, a pesquisa sobre o que é a plasticidade e como ela contribui para os estados de insônia ainda é desconhecida. Mas o que eles sabem é que a plasticidade cerebral se acumula ao longo da vida de uma pessoa e contribui para outras formas de doença mais tarde. A plasticidade cerebral é a capacidade do cérebro de mudar estrutural e funcionalmente em resposta a fatores físicos ou ambientais.

Na maioria dos casos, a plasticidade cerebral permite-nos absorver novas informações, aprender novas coisas e continuar a crescer ao longo do tempo.

Adulto. Mas no caso da insónia, danifica as células cerebrais e leva à plasticidade cerebral. Isto leva a uma má retenção de memória e falta de concentração. Não só a curto prazo, mas também a longo prazo. É mais difícil manter todos os níveis de concentração e memória à medida que uma pessoa envelhece.

O cérebro da mente inquieta

Outras pesquisas foram feitas para descobrir como o estresse e a ansiedade afetam o sono. O objetivo era determinar se uma pessoa com um estilo de vida estressante tem insônia e como o cérebro responde à noite. E aqui está o resultado: A função cognitiva do cérebro não muda se eles têm insônia ou não. No entanto, os insônios acham mais difícil se concentrar e processar informações ao longo do dia.

A maioria das pesquisas mostra que a mente dos insones vagueia durante a noite. Terão dificuldade em concentrar-se no dia seguinte; enfrentarão desafios na gestão do seu trabalho, dos seus estudos e mesmo das suas vidas pessoais.

Em outras palavras, a mente terá dificuldade em funcionar perfeitamente no dia seguinte e insôniacs não será capaz de executar no seu melhor. Outra parte da pesquisa comparou memória, função e eficiência para completar qualquer tarefa dada a insônia e aqueles que tiveram descanso suficiente.

Estudos mostram que os insôniacs são incapazes de lembrar a maioria de suas memórias durante o dia. Como resultado, eles enfrentam dificuldades em completar suas tarefas diárias. As suas mentes vagueiam mesmo quando executam tarefas simples. Por exemplo, quando se trata de preparar o café da manhã, pessoas com uma quantidade saudável de sono irão à cozinha, tomar decisões rápidas e começar o dia. Na outra mão, aqueles que sofrem do insomnia entrarão na cozinha, terminam abrindo mais armários, olhando através do mesmo alimento, e incapaz de figurar para fora o que devem ter para o pequeno almoço.

E aqui está a explicação: As ondas
cerebrais de um insôniac são mais lentas,
e isso fará com que ele ou ela se mova em
um ritmo mais lento e esqueça coisas
simples rapidamente. Além disso, à
medida que progridem ao longo do dia e
mais tarefas são apresentadas, o córtex
pré-frontal começa a ter menos recursos e
as ondas cerebrais tornam-se erráticas. O
cérebro tentará manter-se activo, mas
não terá energia suficiente para processar
tudo. Portanto, o cérebro vai acabar por
se esgotar se você está sofrendo de
insônia.

Matéria cinzenta

O terceiro e último estudo científico é determinar o papel da matéria cinzenta do cérebro. A coisa mais importante a saber sobre a matéria cinzenta é que ela existe no lobo frontal e controla os processos de memória e função executiva. Quando os insómnios não dormem o suficiente à noite, terão uma diminuição substancial da matéria cinzenta. Se eles estão sofrendo de insônia ou tendo problemas para dormir em geral, eles vão começar a desenvolver sintomas de depressão ou trauma lentamente. A causa subjacente da insónia é normalmente o stress. A mais melhor maneira resolver este problema é consultar um doutor para encontrar para fora que tipo de medicina seria a mais melhor para você.

Em suma, a mente tem de dormir o suficiente e descansar para ter uma concentração adequada. Insônia só vai colocar seu corpo no modo overdrive e, portanto, você não estará descansando o suficiente. A próxima coisa importante a lembrar é ter nutrição suficiente e dormir todas as noites. Não importa o quão difícil é encontrar um equilíbrio, é importante ter um alto nível de concentração todos os dias para tirar o máximo proveito do seu dia.

A coisa mais negativa sobre insônia

No último capítulo, a mente foi explorada para compreender como a insónia afecta directamente o cérebro. Ter esta desordem por qualquer período de tempo causará um impacto negativo maciço na mente. Além da perda de memória, a insônia também causa cansaço, descuido e falta de atenção no dia seguinte. A mente e o corpo precisam de descanso para funcionar bem no dia seguinte. Se não houver descanso, então a matéria cinzenta, a memória e os deveres elaborados da mente desmoronarão, e os insônios terão dificuldade em passar o dia. Sua mente vai vagar, e você vai lutar para ficar concentrado durante todo o dia.

As 5 coisas que fazes todas as manhãs

Aqui está um pequeno exercício: Primeiro, tente pensar em todas as coisas que fez no momento em que acordou hoje. Reflita sobre as primeiras cinco coisas que fez. Você pode desligar o despertador, verificar o telefone, levantar-se, acender as luzes e caminhar até o banheiro. Não importa qual seja sua rotina habitual, você tende a executar todas as suas atividades regulares de forma impecável. Acredite ou não, você subconscientemente realiza todas essas atividades sem pensar muito, só porque se tornou uma rotina diária.

No entanto, quando têm insónia, não estão tão focados como normalmente estão. A mente continuará a pensar tão rápido como normalmente pensaria, mas não tem todos os recursos e energia para funcionar adequadamente. Em resumo, você pode achar difícil realizar suas primeiras cinco atividades pela manhã, e pode ter dificuldade em completar cada tarefa.

Uma maneira fácil de saber isso é quando você percebe que ele levou mais tempo do que deveria ter para realizar essas tarefas. As cinco acções que devem demorar apenas 2 minutos a completar podem acabar por demorar mais de 10 minutos quando não descansaste o suficiente. Pode até esquecer-se de fazer uma ou duas tarefas. Você pode esquecer de desligar o alarme e esquecer de verificar se há atualizações no telefone. Muitas coisas diferentes podem acontecer, mas em geral esta é apenas a ponta do iceberg quando você está lutando contra a insônia.

Prejudicar a sua vida profissional

Após a primeira noite que você enfrenta a insônia, você pode notar uma diminuição significativa em seu nível de energia. Você pode achar difícil planejar o dia, ou você pode achar mais difícil lembrar de todas as informações durante o dia.

Na maioria dos casos, sua rotina diária pode começar com acordar, preparar-se para o trabalho ou até mesmo fazer compras depois. Todos os trabalhos exigem uma abordagem de 100% para garantir alto desempenho e eficiência. Caso contrário, podes ter de enfrentar a música do teu patrão. Não importa quão exausto você se sinta, há apenas um certo número de dias em que você receberá simpatia. Há um número limitado de baixas por doença que podes tirar num ano. Por isso não deixes que a insónia destrua a tua vida pessoal e profissional. Assume o comando e livra-te dele de uma vez por todas.

No seu trabalho, espera-se que você conclua as tarefas até um certo prazo. Quer estejas encarregue de embalar caixas, fazer pesquisa ou escrever, tens de estar no topo do teu jogo quase todos os dias. Você tem que se apresentar no pico o tempo todo e ganhar seu merecido salário no final do mês. Qualquer descanso sacrificado durante a noite pode resultar em mau desempenho no dia seguinte.

Sente falta de sono?

Cada pessoa tem o seu próprio ritmo de
sono, e os especialistas recomendam 6 a
8 horas de sono por dia. O número exacto
depende do indivíduo. Alguns de nós
precisam de mais descanso, outros
menos. Mas no final do dia, perder
algumas horas de sono é sempre melhor
do que perder uma noite inteira de
descanso. Por exemplo, em vez de dormir
oito horas, você só dorme seis horas.
Essas duas horas de sono podem parecer
cruciais, mas não causam tantos danos à
sua vida como a insónia. Perder duas
horas de sono pode atrasá-lo, mas as
chances são de que você ainda seja capaz
de ir à frente e fazer todas as tarefas no
final do dia. Por outro lado, perder uma
noite inteira de sono pode desligar o
cérebro. Eles vão passar o dia a lutar com
tarefas simples.

Por exemplo, quando o seu chefe coloca um livro de endereços na sua secretária, pode ler o conteúdo sem problemas. Mas perceber o que cada item na lista significa é a parte difícil para as pessoas com insônia. O que parece ser um passeio no parque pode parecer uma missão impossível para insôniacs.

Muitas vezes, você perde a concentração e o propósito do dia se não dormir. Você estaria constantemente procurando a maneira mais rápida de passar o dia em vez de pensar sobre a melhor maneira de passar o dia. No início, pode parecer manejável porque você ainda pode fazer as coisas de vez em quando. Mas a verdade é que, a longo prazo, vai prejudicar a sua reputação no local de trabalho por causa da má qualidade do seu trabalho. Além disso, insôniacs são conhecidos por ter um mau temperamento e um mau relacionamento de trabalho com seus colegas.

As pessoas vão notar a tua ineficiência eventualmente. Seu chefe vai notar que você está trabalhando em um ritmo mais lento, que você não está se concentrando tanto, e que você não tem a atitude certa para completar o trabalho. Você pode colocá-lo no favor errado do seu chefe, e também pode arriscar ser despedido. Embora isso possa parecer improvável neste momento, você deve ter em mente que a possibilidade é muito alta. Insônia é um fator angustiante na vida que pode causar problemas não só no local de trabalho, mas também em sua vida pessoal.

Prejudicar a sua vida pessoal

Quando você pensa em sua vida pessoal, pense em tudo o que é importante para você, nas coisas que você carrega em seu coração. Pode pensar na sua mulher, marido, filhos, animais de estimação ou qualquer outro aspecto. Algumas pessoas podem até pensar no seu jardim ou no projecto de remodelação em que têm estado a trabalhar.

Não há resposta certa ou errada para isto. É a sua própria vida, e a chave para o sucesso na sua vida pessoal é o equilíbrio. A maioria das pessoas faz a sua rotina diária sem pensar muito nisso. Alguns exemplos são tarefas simples, como fazer o café da manhã para seus filhos, entrar no carro ou ir a algum lugar para comer.

Normalmente, estas não são tarefas difíceis, mas insôniacs pode sentir o oposto. No momento em que a vida pessoal de uma pessoa começa a se desequilibrar, isso resulta em momentos estressantes, e ela começa a questionar se há alguma maneira de retornar a um estado estável.

Se o estresse vem de não ter mercearias a tempo ou acordar tarde, uma quantidade mínima de estresse pode se acumular em algo fora de controle. A insónia causa uma quantidade significativa de stress e exaustão.

Não haverá nenhum pensamento específico em sua mente; sua mente apenas vagará com pensamentos aleatórios sem contexto. O mesmo se aplica à sua vida profissional. Se você sofre de insônia e precisa preparar seus filhos para a escola, você pode perder sua lancheira, esquecer de passar a ferro suas roupas e a lista continua.

Lembre-se sempre de se colocar em primeiro lugar como "O amor-próprio NÃO é egoísta". Quando vos colocardes constantemente no último lugar, ireis encontrar-vos numa espiral descendente de vida, incapazes de cumprir o vosso propósito último na vida.

Agora é o momento de desvendar um grande mal-entendido na nossa sociedade, a percepção de colocar-se em primeiro lugar como arrogante, mau e egoísta. O que eles não entenderam é que se você está ocupado cumprindo as exigências dos outros sem atingir os objetivos de sua vida, você se sentiria insatisfeito e condenado. Você perderia seu dinamismo, motivação, entusiasmo e produtividade se seguisse esse caminho. Pára de agradar aos outros e prioriza-te primeiro. Só então você terá um impulso imparável para alcançar mais, e você terá mais para oferecer em troca.

Em casa, poderá ter de manter a sua casa cortando a relva ou passeando pela casa para procurar insectos. Não importa o que você faça, você deve se lembrar dos passos para executar cada ação com precisão. No momento em que sofrerem de insónia, não poderão lembrar-se muito bem das coisas, e será mais difícil para vocês fazer isso.

Outra parte vital de sua vida pessoal é seu relacionamento com os outros. Seja seu parceiro, marido, esposa, namorado ou namorada, estar em um relacionamento é um trabalho em si mesmo. Se você não prestar atenção total ao seu parceiro porque você não teve

descanso suficiente, então você pode
esperar que seu relacionamento se rompa.
Esta situação conduzirá a argumentos,
insatisfação, frustração, solidão e tristeza
num relacionamento. Todas essas
emoções podem chegar a um ponto em
que um grande confronto pode ser
necessário.

Como lidar com a insônia

É difícil lidar com a insónia quando não há energia dentro de ti. Você vai se sentir cansado o tempo todo e se preocupar menos com as coisas que estão acontecendo ao seu redor. Sua mente vagará, e muitas vezes esses pensamentos não fazem sentido algum. A própria vida já é difícil o suficiente. Agora, imagine adicionar o fato de que você não está descansando e tem que lidar com todos os obstáculos que a vida apresenta para você. Como você se sentiria? Sobrepujado? Estressado?

Podes acabar por perder o teu tempo no teu local de trabalho. Você não pode preparar refeições como uma família e pode perturbar os seus filhos. Podes começar a esquecer todas as pequenas coisas que normalmente fazem pela tua relação romântica. Muitas áreas da sua vida podem ir para sul por causa da insónia. Com tudo isso em mente, agora é a hora de se proteger da perda do sono e obter o descanso ideal todas as noites.

A Cura: Remédios Naturais e Artificiais

Dormir é incrivelmente importante para a saúde. Precisamos de dormir para que o nosso corpo cure e rejuvenesça das actividades do nosso dia. Infelizmente, muitas pessoas têm dificuldade em adormecer ou simplesmente não conseguem dormir o suficiente, que é onde os remédios para a insônia entram em jogo.

Há duas categorias básicas quando se trata de remédios insônia.

> ➢ **Remédio Artificial**

O primeiro é o Remédio Artificial. Este

tipo de medicamento pode ser encontrado na farmácia e na clínica. São geralmente prescritos para tratar a doença na sua origem. Os remédios artificiais geralmente custam uma bomba, mas normalmente dão resultados rápidos. A maioria dos medicamentos de hoje são tóxicos, cheios de produtos químicos nocivos que não são seguros para serem consumidos por um longo período de tempo.

➢ *Remédio Natural*

O outro tipo de remédio chama-se Remédio Natural. As pessoas praticam medicina natural há séculos. Este tipo de remédio utiliza o processo de cura natural do corpo para combater a insónia. Muitas vezes é menos dispendioso, mas o que as faz sobressair é o facto de não serem tão tóxicas como os remédios artificiais.

Independentemente do tipo de remédio que você escolher, o objetivo é ajudá-lo a adormecer e permanecer adormecido. Estes remédios destinam-se a ajudar-te a descansar mais à noite. A maioria destes remédios causam sonolência, por isso é melhor tomá-los antes de dormir, salvo indicação em contrário. Também é importante certificar-se de que fala com um médico antes de tomar qualquer um dos medicamentos listados abaixo.

- Eszopiclone: Também conhecido como Lunesta, é um grupo de drogas capazes de colocá-lo para dormir facilmente e rapidamente. As estatísticas mostram que Lunesta é capaz de colocar a maioria das pessoas a dormir por uma média de 7-8 horas. É um grupo de medicamentos forte, por isso não se afaste dele, a menos que consiga ter uma noite de descanso total para evitar sonolência. A FDA limita a dose do medicamento a não mais de 1 mg. Qualquer outra coisa pode causar o risco de atordoamento no dia seguinte.

- Ramelteon: Este grupo de drogas funciona de forma diferente, não causa efeitos adversos aos usuários, como tonturas, sonolência, etc. As drogas comuns utilizadas para induzir o sono são direcionadas ao SNC (Sistema Nervoso Central), deprimindo suas funções e colocando o usuário em estado de sono. Ramelteon, por outro lado, concentra-se especificamente no ciclo sono-vigília. Este medicamento é prescrito para pessoas que têm dificuldade em adormecer. Devido à falta de efeitos secundários, Ramelteon pode ser prescrito para uso a longo prazo. A droga também não revelou historial de abuso ou dependência.

• Zaleplon: Também conhecida
como Sonata. A maioria das drogas
tem um longo tempo de activação no
corpo humano. A Sonata não é uma
delas. Entre os últimos comprimidos
para dormir, a Sonata conseguiu
manter-se activa no sistema durante
o menor tempo possível. Por outras
palavras, este medicamento deixa
poucos ou nenhuns efeitos
secundários na manhã seguinte. Por
exemplo, se uma pessoa tem
dificuldade em adormecer, um
comprimido de Sonata vai ajudá-la a
adormecer sem se sentir mal no dia
seguinte.

• Doxepin: Também conhecido
como Silenor. Este grupo de
medicamentos é prescrito
especificamente para aqueles que
têm dificuldade em adormecer. Pode-

se dizer que é um remédio artificial para "light sleepers" que acordam facilmente à noite graças a uma quantidade mínima de estímulos. Funciona suprimindo os receptores de histamina, ajudando assim a manter o sono depois de ter adormecido. Como este medicamento requer que se mantenha adormecido durante algum tempo, não tome Silenor a não ser que consiga dormir até 7-8 horas por noite. A dose depende da sua resposta ao tratamento, saúde e idade.

• Benzodiazepinas: As benzodiazepinas são úteis tanto para a insónia a curto como a longo prazo. Tem um efeito duradouro no corpo, pois permanece no sistema durante muito tempo. Portanto, para aqueles que tiveram insônia por um longo tempo, esta medicação pode ajudá-los em sua jornada em direção à recuperação plena.

É comumente usado para tratar pesadelos prolongados e sonambulismo. Porque o efeito deste medicamento é inflexível, pode sentir-se cansado e sonolento no dia seguinte. Um outro efeito colateral deste medication é que este medication pode resultar na dependência de droga, que significa que você pode ter que confiar neste medication para cair adormecido e permanecer adormecido no futuro.

As benzodiazepinas podem ser encontradas nos comprimidos para dormir Triazolam (Halcion), Alprazolam (Xanax), Temazepam (Restoril), e outros.

É importante fazer uma avaliação médica antes de tomar qualquer pílula para dormir. Consulte um médico para um exame completo. Sempre

Fale com o seu médico sobre os efeitos adversos de qualquer medicamento antes de decidir que comprimidos tomar. Cada medicamento pode causar efeitos secundários diferentes. Os efeitos secundários podem incluir dor de cabeça, reacções alérgicas graves, sonolência prolongada, para citar apenas alguns.

Por outro lado, alguns prefeririam remédios naturais. Você não precisa depender de produtos químicos com efeitos adversos nocivos, especialmente ao acordar. Em vez disso, porque não usar remédios naturais para reparar o seu ciclo do sono e pôr fim à insónia?

Acampamento

Quando a atração da televisão ou o
toque no telefone o mantém acordado até
tarde da noite, é hora de pegar a barraca
e ir acampar. Fique longe de dispositivos
eletrônicos e aproveite a desintoxicação
digital de vez em quando. Coloque-se
numa zona livre de distracções e esteja
atento ao seu ambiente e a si próprio. Use
este tempo para meditar, fazer algum
yoga, escrever, recordar seus
pensamentos ou apenas respirar.

De acordo com vários estudos, os
campistas que se afastam dos aparelhos e
praticam rituais como meditar ou ouvir
música adormecem cerca de 2 horas antes
do habitual. Outro ponto importante a
lembrar é que os dispositivos digitais
contribuem para a insónia. Verificou-se

que as fontes de luz artificial afectam negativamente os ritmos circadianos.

Tenta dormir no chão, não no carro ou no cockpit. Assim, serás castigado e serás um com a natureza. Independentemente do que você faça durante o acampamento, o objetivo final é relaxar, afastar-se das distrações e demandas dos outros, afastar-se da luz artificial e ser um com a natureza. Banhar-se na luz natural do sol e adormecer quando o sol se põe. Num piscar de olhos, vais restaurar os teus ritmos de sono.

Terapia Musical

A música tem sido usada desde tempos antigos para combater a insónia. É uma ferramenta de cura que pode ajudar a aliviar a ansiedade que pode contribuir para a má qualidade do sono. A maior vantagem desta técnica é que é fácil de usar e não tem efeitos secundários.

Existem muitos tipos diferentes de musicoterapia e diferem nos tipos de estimulação neurológica que evocam. Por exemplo, a música clássica pode ser uma poderosa ferramenta de conforto e relaxamento, enquanto a música rock pode causar desconforto. Tente escolher uma música suave e relaxante que tenha sons da natureza como o oceano, pássaros, cachoeiras, etc.

Vários estudos mostraram que as pessoas que ouvem música calmante antes de dormir melhoram a qualidade do sono durante a noite do que as pessoas que não a ouvem. Portanto, se tiver dificuldade em adormecer, esta pode ser uma solução.

Fora para um descanso melhor

O modo de espera não é um interruptor
de ligar/desligar. Seu corpo precisa de
tempo para relaxar e se preparar para
dormir. Os insómnios têm muitas vezes
dificuldade em fechar os seus cérebros à
noite. Pode tentar desligar o equipamento
para ter uma noite de sono melhor. Esta
técnica ajuda a acalmar as coisas para
que o seu corpo entenda que está na hora
de descansar. Para preparar o palco para
o sono, é importante que relaxemos e
escureçamos a mente.

Por exemplo, se você tomar um banho
quente antes de ir para a cama, isso
criará uma queda na temperatura
corporal, fazendo com que seu corpo
comece a se preparar para o sono. Ao
tomar banho com água morna, a

temperatura do seu corpo diminui as funções metabólicas, como a respiração, a digestão e a frequência cardíaca. O seu corpo vai entender que está na hora de abrandar e relaxar. Se você tem o hábito de ouvir música antes de ir para a cama todas as noites, seu corpo será condicionado a ouvir música à noite, sendo o sinal de hora de dormir.

É sobre hábitos e condicionamento. Tome pelo menos meia hora de descanso antes de deitar para fazer exercícios de respiração ou relaxamento para limpar sua mente. O objetivo deste tempo de desligamento é dizer ao seu cérebro que é hora de relaxar, relaxar e dormir.

Dormir num quarto fresco

Aqueles que têm dificuldade em adormecer têm frequentemente uma temperatura corporal central mais elevada imediatamente antes de adormecerem, em comparação com os seus homólogos mais saudáveis. Portanto, este grupo de insôniacs precisa esperar pelo menos 2 a 4 horas antes de sua temperatura corporal cai e o sono começa.

Pesquisas mostram que a temperatura ambiente ideal para dormir é entre 16 e 20 graus Celsius. Quando estás a tentar dormir, o teu cérebro gosta do ambiente frio.

Dormir numa câmara fria também ajuda a combater o envelhecimento. Ajuda a libertar hormonas anti-envelhecimento conhecidas como melatonina, um potente antioxidante que combate a inflamação, fortalece o sistema imunitário, previne o declínio cognitivo e o cancro.

Há um ditado que diz que aqueles que vão para a cama cedo e se levantam cedo vivem mais tempo. Faz muito sentido considerar que dormir num quarto frio reduz a neurodegeneração e o stress oxidativo. Posso falar sobre os benefícios anti-envelhecimento de ter uma boa noite de sono num ambiente frio. Mas a chave para aumentar a produção de hormônios anti-envelhecimento em seu corpo é ter um sono adequado.

E o primeiro passo para o fazer é criar um ambiente ideal para dormir, baixando a temperatura do quarto. A falta de sono tem muitos efeitos nocivos sobre a saúde física e mental. Em última análise, pode pôr a tua vida em risco. Portanto, não se esqueça de corrigir seus hábitos de sono, e você pode começar a fazê-lo criando um ambiente de sono ideal.

Pausa no suor

Exercício cedo. Não é segredo que o exercício melhora o sono e a saúde em geral. Mas um estudo publicado na revista Sleep mostra que a quantidade de exercício que fazem e quando fazem exercício fazem a diferença. Os pesquisadores descobriram que as mulheres que se exercitam em intensidade moderada por pelo menos 30 minutos cada manhã, 7 dias por semana, têm menos problemas de sono do que as mulheres que se exercitam menos ou mais tarde no dia. O exercício matinal parece afetar positivamente nossos ritmos corporais, o que por sua vez melhora nossa qualidade de sono.

Uma das razões para essa interação entre exercício e sono pode ser a temperatura corporal. A temperatura corporal aumenta durante o exercício e leva até 6 horas para voltar ao normal. Isto porque temperaturas corporais mais baixas estão associadas a um melhor sono. Portanto, é importante que o seu corpo tenha tempo para arrefecer antes de ir para a cama.

O sono é uma parte crucial da nossa saúde e cura. Leve-o a sério e procure a ajuda de um profissional de medicina funcional se não conseguir controlar o seu sono. Tudo isso requer disciplina e compromisso. Depois de restaurar o seu relógio biológico e voltar a um ritmo de sono normal, irá finalmente desfrutar dos benefícios de um sono descansado e repousante.

Modificação do estilo de vida para a insónia

No capítulo anterior, falamos sobre as duas categorias fundamentais de remédios para superar a insônia. No entanto, esses fatores extrínsecos não poderia lidar com a raiz da insônia. Sim, você pode se sentir melhor depois de tentar esses remédios, mas a insônia só pode ser completamente curada se a fonte do problema é eliminada. Caso contrário, há uma grande probabilidade de que a insónia volte a ocorrer.

Então, qual é a raiz da insónia? Para muitos, a principal causa de insônia é um pobre estilo de vida e hábitos de sono. Mudanças simples no estilo de vida podem fazer uma grande diferença na qualidade do seu sono.

Embora nem toda a insônia é causada
pelo estresse, é inegável que as pessoas
que experimentam o estresse contínuo
são mais suscetíveis à insônia. No caso do
stress-insomnia relacionado, tratar ou
eliminar o stress aliviará o insomnia.
Como mencionado no capítulo anterior
deste livro, o stress afecta a qualidade do
sono de uma pessoa, o que pode alterar o
seu ritmo de sono. Assim, será difícil
adormecer à noite e ficar acordado
durante o dia.

É importante gerir todas as partes da
sua vida da melhor forma possível para se
certificar de que está num equilíbrio
saudável. Tens de ter a certeza que estás
a dormir o suficiente todos os dias. O sono
desempenha um papel importante na sua
saúde física. Um sono insuficiente durante
um curto período de tempo pode fazer
com que se sinta mais irritável e irritável.

Os efeitos a longo prazo podem ser graves: problemas cardíacos, depressão, derrame, ataque cardíaco, para citar alguns.

De acordo com especialistas em sono, vários estudos têm mostrado que quando as pessoas dormem o suficiente, não só se sentem melhor, mas também aumentam suas chances de viver uma vida mais longa, mais saudável e mais bem-sucedida.

Para superar a insônia, você deve ficar longe da nicotina, cafeína e álcool. Tudo isso fará com que a mente se torne naturalmente inquieta. Ter uma quantidade constante de cafeína irá forçar a mente a ser mais activa do que é.

A maioria das pessoas precisa de energia para começar o dia, por isso escolheram o estimulante. A cafeína é uma das opções estimulantes mais populares hoje em dia para garantir a atenção e vigília pela manhã e durante o resto do dia. No entanto, eles são ignorantes do fato de que a cafeína é uma das principais causas de insônia. Arruína o equilíbrio natural entre a vigília e o sono.

Portanto, os insôniacs devem ficar longe dessas bebidas para ter um sono de qualidade. Pule a pausa para o café, beba um copo de água em vez de café, o que pode ser a razão pela qual você tem dificuldade em adormecer e ficar dormindo à noite.

Além disso, estabelecer um horário de sono para você é uma das melhores técnicas de auto-ajuda para a insônia. É um passo importante para superar a insónia para sempre. É tão importante ir para a cama à mesma hora da noite e acordar à mesma hora todas as manhãs porque o corpo precisa de consistência. O corpo gosta de rotina. Ele cresce com o hábito. Com uma hora regular de deitar e acordar, é mais provável que o seu corpo se mantenha no bom caminho. Se puder, evite horários alternados, festas noturnas, turnos noturnos ou outras coisas que possam perturbar seu horário de sono.

Quando tiver dificuldade em adormecer, tente beber um copo de leite quente. É um remédio tradicional para o insomnia, e há uma evidência que pode ajudar-lhe começar o sono melhor da qualidade. O leite não só ajuda a prevenir a fome de perturbar o sono, como também contém um aminoácido chamado triptofano, que é convertido no cérebro num químico "relaxante" conhecido como serotonina. O cálcio é muito pró-metabólico, reduzindo o estresse e diminuindo os níveis de hormônio paratireoide, que é conhecido por desempenhar um papel na insônia.

Não somente isso, você pode sempre ajustar sua própria programação diária para incluir tempo para yoga ou meditação. Há evidências abundantes de que a ioga e a meditação podem melhorar os padrões de sono, muitas vezes de forma dramática. É importante que tenhas tempo para relaxar. Estas técnicas podem ser feitas em casa para conforto e privacidade. Ajuda a aumentar a flexibilidade total do seu corpo, relaxa a sua mente e destrói o seu corpo. Tente passar pelo menos 30 minutos por dia, meditando ou fazendo yoga. Tipicamente, a meditação e a ioga são melhor feitas no início da manhã, em um lugar tranquilo com exposição à luz solar.

Para a meditação, tudo o que você tem a fazer é sentar-se e limpar sua mente. Tente ouvir música suave para ajudá-lo a se acalmar. No momento em que você se acostumar com a idéia de meditar durante o dia, sua mente será capaz de relaxar mais rápido à noite e, portanto, será mais fácil para você adormecer.

Quanto ao yoga, você pode ir às aulas de yoga com um grupo de amigos ou praticar em casa para mais privacidade. Vai beneficiar o seu sono de muitas maneiras. A prática de certas posturas de yoga irá aumentar a circulação sanguínea para o centro de sono no cérebro, o que tem o efeito de normalizar o ciclo do sono.

Lembre-se, o sono não é uma escolha de estilo de vida ou luxo; é natural e necessário. Assim enraíze para fora as causas subjacentes, mude sua dieta, beba um copo de leite morno, ajuste um bedtime, faça algum yoga, e medite. Siga as dicas acima e você eventualmente terá um sono de qualidade.

Desconexão

> ### *Como combater a insónia*

Combater a insónia é uma batalha difícil. Quando você está tentando curar o insomnia, você está tentando realmente manter sua mente de ser demasiado ativo na noite. Não há razão para ter medo de ficar acordado por incontáveis noites seguidas e perguntar se tudo vai acabar.

Preocupar-se só causa noites sem dormir. Então pára de lutar contra a insónia na tua cabeça! Tudo o que precisas de fazer é "Desligar" o teu cérebro de macaco.

À noite, queres que a tua mente

abrande até ao ponto de conseguires adormecer rapidamente. Ter uma quantidade adequada de sono ajuda você a ficar totalmente alerta no dia seguinte e garante uma boa noite de sono. Uma das razões pelas quais as pessoas lutam para adormecer é porque o seu cérebro de macaco se recusa a fechar. Na maioria das vezes, começam a pensar em coisas inúteis que não servem para nada, mas apenas para evitar que adormeçam.

Desligar requer prática. Para muitos adultos ocupados, a única vez que refletem sobre suas vidas é na hora de dormir! É bom refletir de vez em quando, mas não na hora de dormir. Muitas vezes, este é o maior culpado que o impede de adormecer.

Então, para aqueles que querem refletir sobre suas vidas, considere levantar-se mais cedo para ter tempo pela manhã para fazê-lo ou até mesmo agendar algum tempo à noite para fazer alguma reflexão.

> ***Noite estimulante = Dormir mal***

Outra razão pela qual as pessoas não se desconectam é que elas têm muitas atividades à noite que são muito estimulantes, fazendo com que elas fiquem acordadas ao invés de se sentirem cansadas. Alguns até gostam de beber cafeína à noite! Não admira que as pessoas estejam a lutar para adormecer! Fique longe do café, telefones celulares, laptops, TVs quando for hora de ir para a cama. Evite atividades que o obriguem a pensar e que exijam esforço físico à noite. E o mais importante, evite o "ecrã azul" dos dispositivos electrónicos.

Outra chave para adormecer é programar o sono. A maioria das pessoas não faz isso. Em vez disso, optam por adormecer apenas quando estão cansados. Mas o que eles devem fazer em vez disso é estabelecer a sua rotina e agendar a hora de dormir. Em caso de repetições, sua mente será condicionada a desligar quando o relógio chegar na hora habitual de adormecer.

Ter uma rotina de sono regular é possivelmente a melhor técnica para garantir um sono de melhor qualidade. Na verdade, os nossos corpos prosperam com um horário de sono consistente e regularidade. Embora não haja uma solução de tamanho único, ter uma rotina de sono consistente vai definitivamente ajudar a derrotar a insônia crônica de uma vez por todas.

Como 'desligar' à noite

A primeira coisa que você deve fazer depois de jantar e limpar a noite é desligar qualquer um de seus eletrônicos. Ter seu telefone ou computador ligado quando você está se preparando para dormir estimulará seu cérebro e, com o tempo, tornará mais difícil dormir. Admite, a tua electrónica é viciante e não saberás quando parar.

A luz vai interferir com o seu padrão de sono e mantê-lo acordado. Recomenda-se evitar o uso de gadgets a todo o custo, pelo menos 1 hora antes de dormir.

Ler antes de dormir é bom, mas não através dos seus dispositivos electrónicos. Ler um livro físico como um passatempo antes de dormir ajuda-o a preparar-se para o sono. É melhor não ler no teu quarto. Você é encorajado a ler em outro quarto como você não quer que sua mente seja ativa no quarto em que você precisa dormir. Mais uma vez, para condicionar a tua mente a fechar no momento em que entrares no teu quarto. Se você pode relaxar completamente enquanto lê um livro, então não há problema em fazê-lo enquanto está deitado na cama. Caso contrário, é melhor ler noutra sala.

A próxima coisa que você pode fazer é ouvir música e escrever qualquer tipo de lembrete que você precisa para o dia seguinte. A música ajudará a acalmar a sua mente e a eliminar o stress. Tente ouvir música mais suave e lenta no ritmo. Ouvir qualquer coisa que seja barulhenta ou excitante estimulará a sua mente e tornará mais difícil para você adormecer. Por exemplo, você se encontrará em um estado de relaxamento quando ouvir música clássica em vez de rock.

Outra dica é planejar seus dias antes de dormir. Escrever lembretes para o dia seguinte ajuda a limpar a sua mente.

Ficar acordado na cama enquanto se lembra constantemente que você precisa se lembrar de algo que vai manter sua mente ativa. Pense no seu caderno como um cofre "atire-o e esqueça-o". Pegue num pedaço de papel e escreva algumas notas. Vai ajudar-te a acalmar e a adormeceres mais depressa.

Outra coisa que você pode fazer é beber uma bebida de relaxamento como chá antes de ir para a cama. No entanto, certifique-se de ficar longe de cafeína, álcool e bebidas com alto teor de açúcar. Uma boa chávena de chá pode acalmar a sua mente e ajudar o seu corpo a relaxar.

Esta é também uma excelente maneira de criar tempo para si mesmo. Um tempo para descansar e relaxar. Você pode fazer isso enquanto lê ou ouve música. Se você não encontrar prazer em beber chá, então considere fazer um lanche leve antes de ir para a cama. Não coma nada que seja demasiado elevado em calorias e difícil de digerir. No entanto, um lanche leve é bom porque, às vezes, a razão pela qual você tem dificuldade em dormir é simplesmente porque você está com fome.

Outra forma de assegurar um sono descansado é baixar a temperatura do seu quarto. A melhor maneira de o fazer é ajustar o termóstato da divisão para ficar um pouco mais frio. Nosso corpo é condicionado de tal forma que quando entra em um ambiente mais frio, recebe um sinal de que está na hora de descansar.

Além disso, porque não tomar um duche rápido antes de ir para a cama? De preferência um duche frio para arrefecer imediatamente. Caso contrário, você pode tentar obter um ventilador de cama, um colchão mais fresco ou fazer uma pequena caminhada antes de ir para a cama.

Todos os itens acima podem fazer parte da sua rotina de dormir. Vá em frente, experimente-os e descubra o que é melhor para si e para o seu horário. Em pouco tempo, você não terá problemas em adormecer e ficar adormecido novamente.

Conclusão

Espero que este livro possa ajudar e guiá-lo a parar ou prevenir a insónia. Você é livre para tentar qualquer uma das dicas e estratégias listadas neste livro para assegurar um sono descansado. Afinal, o sono descansado é a base do seu bem-estar mental e físico. Quer se trate de remédios artificiais ou naturais, mudanças de estilo de vida, ou o estabelecimento de uma rotina, tudo isso ajuda a prevenir a insônia.

> ***Então, o que fazer agora? Está na hora de agir hoje!***

Descubra qual destes métodos funciona melhor para si e ponha-os em prática na sua rotina diária. Escreva-as e imagine como será um dia normal quando você adicionar essas estratégias à sua rotina.

Só por testá-los, você pode encontrar a melhor maneira de superar a insônia.

Basta lembrar que tudo não vai acontecer da noite para o dia e que vai levar tempo até que você veja uma mudança em sua vida para melhor.

Agora sim, desejo-lhe o melhor em seus resultados, e lembre-se, tudo é prático; teoria sem ação não tem utilidade para você. Traz tudo o que se aprende para a vida real.

Um grande abraço, o teu amigo Jorge!

By the way, quando você conseguir seus

resultados pouco a pouco, eu recomendo altamente que você, se você quiser melhorar suas habilidades sociais, o meu livro "COMO CONTROLE ANSIEDAD SOCIAL E ATAQUES PANICAS", é um livro que eu tenho certeza que vai ajudá-lo muito para evitar qualquer tipo de ansiedade. Sem mais delongas, você pode encontrá-lo no motor de busca da Amazônia, como: "Como controlar a ansiedade social e os ataques de pânico" ou procurar meu nome "Jorge O. Chiesa"... Mais uma vez, desejo-lhe sucesso nos seus resultados!